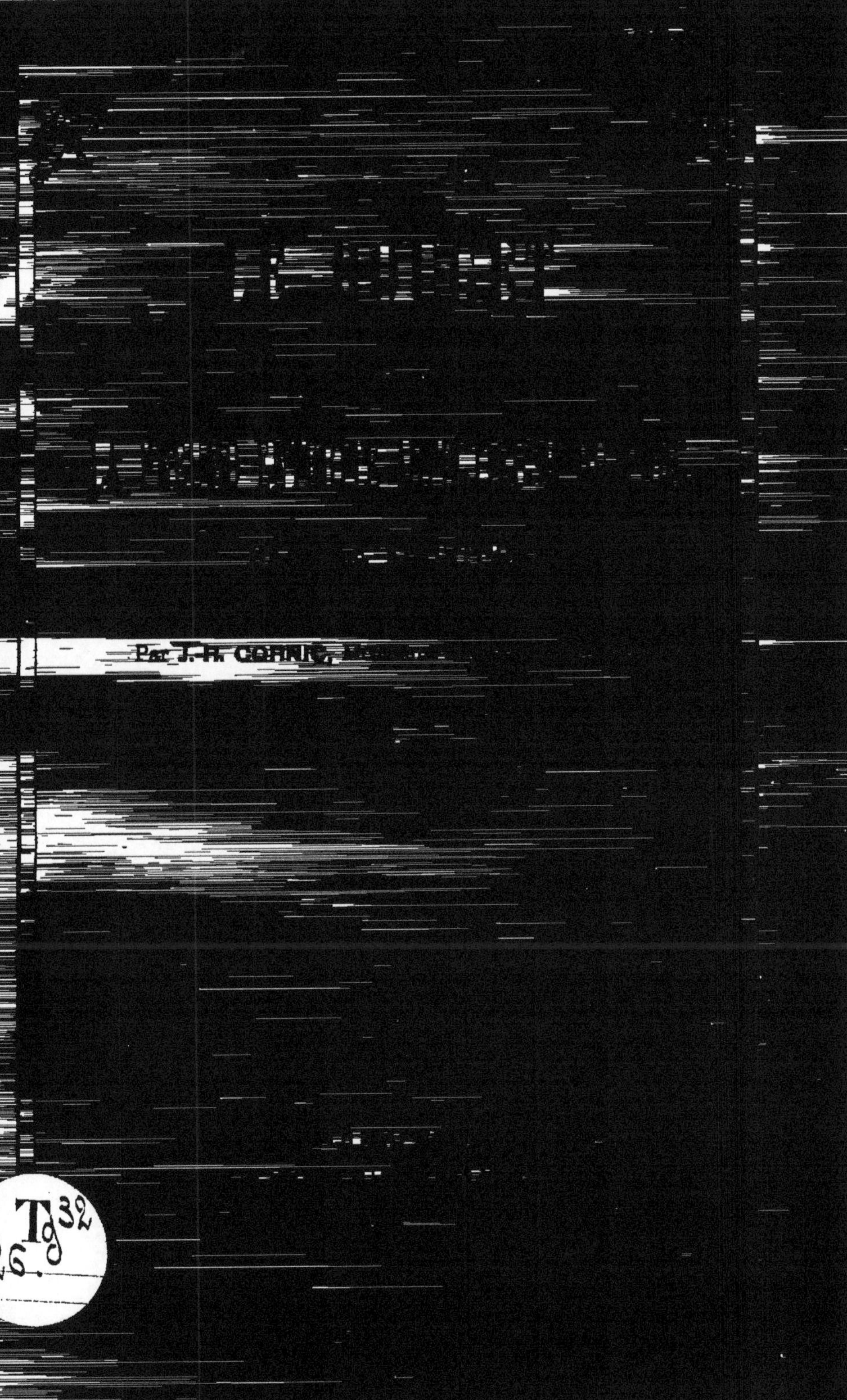

Par J. H. CORNING, Med...

LE ROUGET

ET

LA PNEUMO-ENTÉRITE INFECTIEUSE DU PORC

DANS LE FINISTÈRE

Par **J.-R. CORNIC**, Médecin-Vétérinaire à Quimper.

QUIMPER, IMPRIMERIE A. JAOUEN.

1893.

Le Rouget et la Pneumo-entérite infectieuse du Porc dans le Finistère.

Il n'y a pas bien longtemps encore, les maladies infectieuses du porc comptaient parmi les plus obscures de la pathologie vétérinaire. Les recherches faites récemment par Loffler, Schütz, Schottellius, ont permis d'y reconnaître plusieurs maladies épidémiques bien caractérisées au point de vue de leurs causes et de leurs symptômes. Jusqu'en 1880, toutes les épidémies du porc ont été désignées sous le nom de rouget.

Aujourd'hui, les recherches bactériologiques font distinguer :

1° Le rouget bacillaire, maladie spécifique produite par un bacille très fin, caractérisée par une gastro-entérite, un engorgement de la rate et une inflammation du foie, du cœur et des muscles.

2° La *pneumo-entérite infectieuse*, produite par des bactéries ovoïdes; elle est remarquable par ses lésions pulmonaires et celles du gros intestin.

Dans un autre groupe, il y a une grande quantité d'affections moins graves faciles à distinguer des fléaux du porc. Le rouget et la pneumo-entérite, ne sont pas également répandus dans tous les pays, ils ont causé des pertes considérables : dans les Côtes-du-Nord, le Morbiban et le Sud-Finistère, depuis quelques années. Ces affections semblent avoir des foyers de prédilection. Certaines contrées, certains villages, ont une mortalité toujours considérable ; nous pourrions citer telle localité où les propriétaires ont acheté trois fois des porcs sans pouvoir en conserver (il est vrai de dire que ces propriétaires n'ont pas exécuté les mesures hygiéniques prescrites contre ces maux).

Après avoir fait de grands ravages à certaines époques, dans certaines contrées, ces affections passent un temps plus ou moins long sans porter beaucoup de préjudice, mais elles ne disparaissent pas complètement. On peut dire que depuis 1881 les épidémies règnent sur les porcs en Bretagne (en 1881, les pertes peuvent y être évaluées à 2,700,000 francs). Dans les Côtes-du-Nord, la pneumo-entérite a fait beaucoup de victimes en 1891. Le mal règne en permanence dans le canton de Plogastel-Saint-Germain, depuis 1881 : principalement dans les communes de Peumerit, Plogastel et Landudec. En 1892, la pneumo-entérite infectieuse et le rouget ont gagné tout le département du Finistère et ont déterminé une très grande mortalité dans les trois arrondissements du Sud.

Les communes suivantes ont été particulièrement éprouvées :

Arrondissement de Quimperlé. — Locunolé, Quimperlé, Clohars-Cornoët, Tréméven, Scaër, Moëlan, Kernével, Le Trévoux, Melgven, Bannalec et Mellac.

Arrondissement de Châteaulin. — Cast, Locronan, Plomodiern, Plonévez-Porzay, Quéménéven, Crozon, Argol et Telgruc.

Arrondissement de Quimper. — Pluguffan, Erguë-Armel, Kerfeunteun, Briec, Rosporden, Langolen, Coray, La Forêt-Fouesnant, Saint-Évarzec, Plonéour-Lanvern, Plogastel-Saint-Germain, Landudec, Peumerit, Plovan, Pouldreuzic, Tréogat, Combrit, Tréméoc et Tréguennec.

Dans les autres communes il y a eu aussi quelques ques cas disséminés çà et là.

Depuis le mois d'avril 1892 au mois de mars 1893, les pertes dont j'ai eu connaissance, peuvent être évaluées à 240,000 francs.

L'épidémie a commencé au printemps de 1892 dans les environs de Châteaulin (Finistère) et dans les environs de Vannes et Pontivy. A cette époque on a introduit à Vannes des porcs venant du Limousin, pays où sévissait la maladie. D'autre part, les marchands vannetais fréquentant beaucoup les foires du Sud-Finistère, y ont introduit le germe de la maladie infectieuse, car l'homme par ses vêtements est le réceptacle du bacille et, par suite, un des agents les plus actifs de la propagation du mal.

Pendant près de trois mois la maladie a pris de l'extension dans les différentes parties du département, parce que les mesures sanitaires prescrites par M. le Préfet ont été négligées (cette maladie sévissant pour la première fois dans beaucoup de communes, les intéresssés n'y firent pas grande attention). D'autre part, un grand nombre de propriétaires s'obstinaient à rester sans faire de déclaration (comme il arrive presque toujours au début des maladies contagieuses). L'épidémie a donc pris son libre cours pendant trois ou quatre mois, puis l'Administration est revenue à la charge, et les intéressés comprenant la gravité de la situation, se sont appliqués à exécuter les mesures hygiéniques. Cet état de choses a duré de juillet à décembre 1892, sans que le mal ait perdu du terrain.

M. le Préfet du Finistère considérant les conséquences pécuniaires qu'avaient la persistance de cette épidémie et en prévision de pertes ultérieures plus considérables, prit un arrêté interdisant les foires et marchés du 1er janvier au 1er mars 1893.

Certains propriétaires, peu scrupuleux, exposaient leurs cochons malades au Champ-de-Foire et les vendaient à vil prix plutôt que de rester exposés à la perte totale, la mortalité ayant été très grande (environ 80 0/0). Il y avait un vétérinaire pour visiter les marchés de Quimper, Pont-l'Abbé et Plonéour (c'était une garantie).

Mais la maladie est très difficile à reconnaître à son début. D'autre part, comment voulez-vous qu'un seul vétérinaire puisse bien examiner 600 ou 700 porcs, et quelquefois davantage exposés sur un même marché. Ces deux raisons ont fait qu'énormément de porcs affectés de pneumo-entérite infectieuse ont été vendus sur les marchés et cela en présence du vétérinaire délégué. Rien d'étonnant que celui-ci ait déclaré n'avoir constaté aucun cas d'affection contagieuse sur les foires et marchés; qu'en conséquence il n'y avait pas lieu d'interdire ceux-ci. Mais, si la maladie a un début insidieux, par contre elle est facile à reconnaître, quand l'animal tousse et a la diarrhée. Nous avons vu beaucoup de porcs achetés le samedi, à Quimper, comme étant sains, nous être présentés avec tous les symptômes non équivoques de l'affection contagieuse (24 heures plus tard) et dont l'autopsie faite. trois jours après révélait des lésions datant de plus. de dix jours. Nous avons même essayé d'obtenir la résiliation des marchés en pareille occurrence, chose qui nous a été impossible, M. le Juge de paix ayant admis la bonne foi du vendeur (celui-ci affirmait ne rien savoir de la maladie). Cependant la loi du 21 juillet 1881 (le rouget et la pneumo-entérite y sont compris par les arrêtés ministériels du 12 mai 1883, décrets des 22 juin 1882 et 28 juillet 1888) interdit d'exposer en vente des animaux atteints de maladie contagieuse. Quant à la bonne foi du vendeur on ne viendra pas nous chanter que le propriétaire ignore que son porc est malade, alors que celui-ci est atteint de lésions datant de 15 jours au moins.

La suspension des foires et marchés a produit d'excellents résultats et aujourd'hui le fléau a pour ainsi dire disparu ; nous en voyons encore, cependant, quelques cas toutes les semaines. La pneumo-entérite infectieuse a disparu pour ainsi dire, mais le rouget fait toujours des victimes.

Après ces quelques considérations générales il nous faut faire une étude à part du rouget bacillaire et de la pneumo-entérite, affections confondues par la plupart des éleveurs.

Sous le nom de *rouget du porc, rouget charbonneux, épidémie des porcs, typhus, angine, maladie rouge, feu de Saint-Antoine, fièvre tachetée,* on a désigné un groupe de maladies ayant pour symptôme commun la *rougeur de la peau.* — Mais dans l'espèce porcine un grand nombre d'affections internes ou externes s'accompagnent de rougeur du tégument; aussi le terme rouget est-il très vague.

Le rouget a été généralement assimilé au charbon, depuis la fin du siècle dernier (Charbert-Viborg), jusqu'en 1860. — La découverte de la bactéridie par Brauel (1865), et la description faite du rouget par Horms, en 1869, démontrèrent que le porc résiste généralement aux inoculations charbonneuses. — Ces auteurs n'ont jamais trouvé de bactéridie dans le sang de cet animal.

Le véritable rouget est dû à la présence d'un bacille dans le sang, dont on attribue généralement la découverte à Pasteur et Thuillier; leurs travaux sont bien antérieurs à ceux de Loffler. Si Thuillier l'a décrit comme un microorganisme en 8, c'est parce qu'il l'a examiné dans le sang frais sans coloration. (Telle n'est pas cependant l'opinion de tous nos bactériologistes). Au sujet de cette question de priorité, Cornil s'exprime ainsi : « Il n'est pas douteux que Pasteur et Thuillier, Baillet et Cornevin n'avaient pas vu le véritable microbe du rouget du porc, qui est le bacille décrit dans la première observation de Loffler. »

Avant la découverte de ce bacille on attribuait le rouget à une infinité de causes banales.

On a accusé tour à tour l'humidité, la sécheresse, les aliments avariés, moisis, fermentés, la malpropreté des auges et des porcheries, etc... Beaucoup de praticiens disaient, sans pouvoir le prouver, que le mal était dû aux champignons microscopiques et autres infiniment petits que le porc avale en grande quantité en mangeant toutes sortes de matières en décomposition.

Le bacille du rouget ne peut être vu qu'à un très fort grossissement; il existe dans le sang et, par conséquent, dans les capillaires de tous les organes. On le trouve en suspension dans le plasma, mêlé aux globules rouges. On le trouve surtout en grand nombre dans la rate, les reins, les ganglions lymphatiques. Les bacilles du rouget ressemblent aux bacilles de la septicémie de la souris de Koch; ils sont anaérobies et aérobies; toutefois ils végètent le mieux dans le vide et en présence d'un gaz inerte que s'ils sont exposés à l'air; l'humidité semble être nécessaire à la conservation de la vitalité des bacilles, lesquelles résistent à la putréfaction.

Les bacilles sont tués de 50 à 80 heures par une dissication lente, en 20 minutes par l'eau à 46 degrés centigrades et en 2 minutes par l'eau à 90 degrés. L'air sec et chaud à 46 degrés centigrades les fait périr en 3 heures, le froid intense (— 3 à 8 degrés centigrades), les tue en 12 à 13 jours. Ils sont détruits par la chaleur vive, le chlorure de chaux et la lessive chaude. Dans la viande fortement salée ils meurent au bout d'un mois.

Les solutions saturées d'acide borique, de benzine, d'alcool phéniqué, agissant pendant 48 heures n'éteignent pas leur vitalité.

Le rouget est stationnaire dans certaines contrées; son bacille existe dans différents milieux, mais particulièrement dans les eaux stagnantes; il trouve des conditions favorables à sa perpétuation dans les vallées et les plaines basses à courants d'eau lents, dans les terres argileuses et humides. Le rouget sévit surtout pendant la saison chaude; les temps chauds, l'atmosphère orageuse sont très favorables à son développement. Le bacille est certainement la cause directe du développement du rouget, mais il faut citer comme causes étiologiques prédisposantes les locaux humides, mal aérés, mal tenus, l'alimentation avec des substances altérées. Il faut reconnaître, en effet, qu'il en est du rouget comme de beaucoup des *maladies microbiennes ;* un *terrain préparé* leur est pour ainsi dire nécessaire. Ceci est tellement vrai que le rouget s'observe rarement dans les porcheries très bien tenues où l'on opère des lavages et des nettoyages fréquents. Cette affection a une prédilection marquée pour les sujets de 3 à 12 mois, sans toutefois épargner les sujets plus âgés. Certaines races résistent mieux que d'autres, la race Yorkshire et le porc indigène résistent le mieux.

La contamination s'opère par les voies digestives, ingestion d'excréments infectés et de tissus d'animaux atteints ou morts du rouget. Les résidus d'abattoirs et de cuisine, l'eau dans laquelle la viande a été lavée; les ustensiles sont de puissants propagateurs de l'affection, on l'a vu envahir successivement des porcheries situées le long d'un ruisseau dans lequel s'écoulaient les eaux de lavage d'une localité où elle sévissait. Les réunions dans les foires et marchés, les langueyeurs, les châtreurs de profession, les empiriques, qui courent de village en village, sont autant de causes de propagation du mal.

Une fois que le virus a pénétré dans le sang du porc il s'y multiplie avec une rapidité telle qu'il de-

vient plus ou moins rapidement un obstacle à la circulation du sang dans les vaisseaux capillaires et en
engendrant un poison ptomaïnique dont les effets se
font particulièrement sentir sur les systèmes nerveux
et musculaire, — ce qui explique les suffusions san-
guines à la peau, suffusions qui lui donnent la couleur caractéristique de ces symptômes. — Après une
période d'incubation de trois jours au moins, la maladie éclate brusquement avec des symptômes alar-
mants. Les animaux refusent toute nourriture et s'en-
fouissent dans la litière, la fièvre est très vive, la
défécation retardée, la température atteint de 42 à
43 degrés centigrades ; il y a des nausées, des vomis-
sements, des troubles nerveux, grande faiblesse,
somnolence, stupéfaction, apathie, états paralytiques
de l'arrière-main. On observe fréquemment des
spasmes musculaires et des grincements de dents.
Aux régions où la peau est fine (ventre : régions om-
bilicale et pectorale, face internes des cuisses, oreilles)
on remarque, dès le début ou au bout de quelques
jours seulement, des taches de la largeur de la main,
d'abord d'un rouge clair, ensuite d'un rouge foncé,
puis bleuâtres. Aux plaques de couleur rouge intense,
à celle des oreilles surtout, tantôt la peau se couvre
de vésicules, tantôt elle se gangrène. Dans les cas
foudroyants, la rougeur s'étend ordinairement à
toute la surface du corps. Cette rougeur est due à une
hypérémie veineuse produite par la faiblesse rapidement croissante du cœur. Les excréments deviennent diarrhéïques, la respiration s'accélère et une
cyanose générale apparaît (œdème pulmonaire).

Cette maladie peut tuer en moins de 24 heures ; il

n'est pas rare d'entendre les femmes dire que le soir l'animal était bien portant et que le lendemain matin on l'a trouvé mort; mais sa durée ordinaire est de 2 à 8 jours. Quand la maladie est au contraire bénigne, la guérison vient assez vite, mais pas toujours complète; souvent la maladie passe à l'état chronique. L'appétit est conservé, mais les animaux maigrissent et s'affaiblissent graduellement; la diarrhée est permanente, le ventre se retrousse, la respiration est très courte, et bientôt la consomption s'accuse. Au bout de quelques mois apparaissent les symptômes du scorbut ou de la pourriture des soies. On observe assez fréquemment des entérites et des arthrites fongueuses (maladie des jambes).

La mortalité dans le Finistère, en 1892 et 1893, a atteint 85 0/0 des animaux malades. La gravité de la maladie diminue quand celle-ci se prolonge au-delà de quatre jours.

A l'autopsie, la rate est engorgée, conséquence d'une hypérémie intense avec prolifération des éléments parenchymateux, l'organe est hypertrophié, mais non ramolli comme dans le charbon, la pulpe splénique est molle, d'un bleu rougeâtre sur la coupe.

La muqueuse gastro-intestinale est le siège d'une phlegmasie aiguë hémorrhagique. La muqueuse gastrique est rouge; elle est tuméfiée, louche, rugueuse, irrégulière, parsemée d'eschares superficielles; la muqueuse intestinale est tuméfiée surtout au sommet de ses plis, dans les portions rétrécies de l'intestin grêle et au voisinage des plaques de Peyer. Les follicules solitaires et les plaques de

Peyer sont phlogosés; leur surface est rendue irrégulière par de fines aspérités du volume d'un grain de mil, parfois il y a des hémorrhagies. Il y a là quelque analogie avec les altérations de la flèvre typhoïde de l'homme.

Les reins et le foie sont le siège d'inflammations plus ou moins intenses. Les poumons sont quelquefois inaltérés, quelquefois œdémateux.

Diagnostic.

A l'autopsie, le diagnostic est basé sur la tuméfaction de la rate, la gastro-entérite, les altérations de l'appareil lymphatique et sur l'absence d'altérations pulmonaires phlegmasiques; dans les cas douteux, il faut avoir recours à l'inoculation.

L'*urticaire* se distingue en ce qu'elle est très-bénigne, l'appétit est conservé, il n'y a pas de troubles nerveux.

L'*érysipèle* vrai, — complication de traumatismes, — on l'observe surtout aux plaies de la tête avec gangrène des oreilles.

Le *coup de chaleur* est une véritable (anémathosie), apoplexie (affection des porcs gras transportés par les grandes chaleurs), — couleur bleu rougeâtre de la peau; à l'autopsie, lésions asphyxiques.

Le *charbon* est très rare chez le porc, il affecte la forme de glossanthrax, — engorgement de la gorge, — sa bactéridie est dix fois plus longue que le bacille du rouget.

Le *rouget* peut être confondu avec les irritations

de la peau, de nature traumatique. Chez les porcs conduits au loin à pied, il n'est pas rare d'observer de l'érythème rouge provoqué par l'action de corps contondants, et chez les truies en période de lactation, il est fréquent de voir des taches rouges sur les mamelles, produites par les irritations répétées qui résultent de la succion.

Toutes ces affections sont assez faciles à distinguer du rouget, mais il n'en est pas de même de la *pneumo-entérite infectieuse* ; on arrive cependant à les distinguer, même sans inoculation.

Dans la pneumo-entérite les débuts sont insidieux, l'évolution des symptômes est plus lente ; il y a prédominance des symptômes pulmonaires ; toux et gêne respiratoire ; en outre, il y a les caractères des micro-organismes qui la provoquent. La bactérie de la *pneumo-entérite* est ovoïde.

Le moyen le plus simple pour différencier ces deux maladies, c'est d'inoculer en même temps avec des doses moyennes ou faibles de virus, un pigeon et un cobaye ; si celui-ci résiste et que le premier succombe, il s'agit du rouget ; si au contraire, le pigeon reste indemne et que le cobaye meure, on a affaire à la pneumo-entérite.

Voici les symptômes de la pneumo-entérite infectieuse : Au début, les animaux sont tristes, fatigués, restent couchés ; en même temps apparaissent la toux, la gêne de la respiration. La fièvre s'élève, l'appétit diminue, l'amaigrissement fait des progrès. La membrane cutanée, dans la région du ventre présente souvent une teinte rougeâtre, la peau du cou offre des plaques noirâtres dues à l'accumulation de poussières et d'impuretés, au niveau desquels les poils tombent et s'arrachent. Les malades sont couchés et ne poussent des plaintes que lorsqu'on les déplace. Au début, on observe, soit de la constipation, soit de la diarrhée muqueuse, qui tantôt persiste jusqu'à la fin de l'affection ou bien est remplacée par de la constipation. Tous les animaux sont malades, mais quelques-uns n'en meurent pas et contractent dès lors l'immunité. La durée totale de la maladie varie de vingt jours à plusieurs mois. A l'autopsie, on trouve des lésions dans les poumons et le gros intestin.

L'agent pathogène de la pneumo-entérite se cultive sur la gélatine, l'agar, la pomme de terre et dans l'eau distillée, où il peut vivre plus de quinze jours; il résiste à la congélation et à la dessication, mais il est tué par une température de 58 degrés agissant pendant un quart d'heure. Les solutions aqueuses saturées de fer, de chlorure de zinc, d'acide picrique, de phénol, de sublimé 1 p. 1.000, le biiodure de mercure à 5 p. 2.000; l'acide phénique à 25 p. 1.000; les acides sulfurique, nitrique, chlorhydrique, à 1 p. 100 ne détruisent pas la virulence après une heure de contact.

La préparation suivante est la meilleure :

Eau, 100 grammes;
Acide phénique, 4 grammes;
Acide chlorhydrique, 2 grammes.

Cornil et Chantemesse sont parvenus à atténuer la virulence des éléments de la pneumo-entérite en soumettant des cultures successives à l'action de l'air et de la chaleur (43° C.). Ces expérimentateurs ont tenté de vacciner les porcs, mais sans résultat.

Assez souvent la maladie passe à l'état chronique. Le développement des malades est retardé ; ils restent petits, chétifs, malingres, toussent de temps en temps, ont la diarrhée. Très fréquemment on observe des éruptions sur la peau, de véritables dartres (eczéma) et une rougeur peu accusée des oreilles. Les sujets deviennent boîteux par suite d'arthrites des articulations inférieures des membres.

Le traitement et les mesures sanitaires à appliquer à ces deux maladies contagieuses sont les mêmes, à l'exception de la vaccination pastorienne qui a été employée dernièrement contre le rouget et dont nous dirons un mot. Lorsque l'affection prend une marche rapide, il est rare que l'intervention soit assez prompte pour sauver les malades. Autrefois, il était d'usage d'administrer un vomitif au début. Évidemment l'influence salutaire produite par les vomitifs est due au rejet des matières infectieuses. Dans le cas où le traitement peut triompher du mal, les fortes doses de calomel, 3 à 5 grammes, doivent être avantageuses puisqu'elles opèrent une désinfection assez complète du canal intestinal, grâce à la formation du sublimé.

Mais les mesures préventives sont beaucoup plus importantes que le traitement curatif. Les animaux sains doivent être séparés immédiatement des malades et placés dans un local spécial. Les porcheries seront désinfectées à fond ; il importe surtout d'annihiler les effets nocifs des excréments.

Le *rouget* et la *pneumo-entérite infectieuse* sont

classés parmi les maladies contagieuses, décrets des
21 juin 1882 et 28 juillet 1888, arrêtés ministériels des
12 mai 1883 et 28 juillet 1888.

D'après ces arrêtés, tout propriétaire d'un porc
affecté du rouget est tenu de faire immédiatement
sa déclaration au maire de sa commune. Sont également
ment tenus de faire cette déclaration, tous les vétérinaires qui seraient appelés à soigner les animaux
malades.

L'animal malade doit être immédiatement et avant
même que l'autorité administrative ait répondu à
l'avertissement, séquestré et maintenu isolé, autant
que possible, des autres animaux. (Art. 3 de la loi du
21 juillet 1881).

Le maire doit faire procéder sans retard à la visite
de l'animal malade ou suspect par le vétérinaire
sanitaire de la circonscription. Ce vétérinaire cons-
tate et, au besoin, prescrit la séquestration et les
mesures de désinfection immédiatement nécessaires.
Dans le plus bref délai, il adresse son rapport au
Préfet. (Art. 4, même loi).

Lorsque le rouget ou la pneumo-entérite sont constatés dans une commune, le Préfet prend un arrêté
portant déclaration d'infection des locaux, cours,
enclos et pâtures dans lesquels se trouvent les animaux malades. A partir de ce moment il est interdit
au propriétaire d'introduire des porcs sains dans la
ferme, d'abattre les malades sans en donner préala-
blement avis au maire, de vendre, si ce n'est pour la
boucherie, les porcs qui ont été exposés à la contagion. Dans le cas de vente pour la boucherie, les
animaux seront marqués ; le maire délivre un laisser-

passer qui lui est rapporté dans un délai de cinq jours avec un certificat attestant que les animaux ont été abattus. Ce certificat est délivré par l'agent de police préposé à l'abattoir ou par l'autorité locale dans les communes où il n'existe pas d'abattoir. Les animaux transportés en vue de la boucherie ne peu-être conduits qu'en voiture ou par chemin de fer.

Aucune matière solide ou liquide des déjections, ainsi que les litières et fumiers ne peuvent sortir des locaux infectés sans avoir été désinfectés au préalable. (Art. 14 et 15 de l'arrêté du 28 juillet 1888).

Art. 18 du même arrêté. — Lorsque le rouget prend un caractère envahissant, un arrêté du Préfet interdit la circulation, le colportage ainsi que l'exposition ou la mise en vente des porcs dans les foires et marchés et autres réunions ou rassemblements d'animaux.

Art. 19. — Les personnes qui voudraient faire pratiquer l'inoculation préventive du rouget, devront en faire la déclaration au maire de la commune. Un certificat du vétérinaire opérateur, indiquant la date à laquelle l'inoculation a été terminée et le nombre d'animaux inoculés, est remis au maire immédiatement après l'opération.

Pendant les 15 jours qui suivent cette date, les animaux restent sous la surveillance du vétérinaire sanitaire et il est interdit de s'en dessaisir, si ce n'est pour les faire immédiatement abattre.

Art. 20. — La déclaration d'infection ne peut être levée que lorsqu'il s'est écoulé un délai d'un mois sans qu'il se soit produit un nouveau cas de rouget

et, après constatation par le vétérinaire sanitaire
que toutes les prescriptions relatives à la désinfection ont été exécutées ; elle peut être levée immédiatement après la désinfection, si tous les porcs qui se
trouvaient dans les locaux infectés ont été abattus.

Cette déclaration peut être levée en cas d'inoculation préventive de tous les porcs ayant été exposés
à la contagion, quinze jours après l'opération si aucun nouveau cas de rouget ne s'est déclaré parmi
ces animaux pendant ce laps de temps et s'il est
constaté par le vétérinaire sanitaire que toutes les
prescriptions relatives à la désinfection ont été exécutées.

Art. 22. — Lorsque le rouget ou la pneumo-entérite
ont été constatés sur un champ de foire ou un marché, les animaux malades sont mis en fourrière et
séquestrés.

Pendant la séquestration le propriétaire peut faire
abattre ses animaux malades ; ces cadavres sont
enfouis. Les animaux qui ont été en contact avec les
bêtes reconnues malades, sont signalés aux maires
des communes où ils sont envoyés.

La désinfection doit se faire suivant les règles
prescrites par l'arrêté ministériel du 12 mai 1883.

Elle doit s'appliquer à tout ce qui peut recéler les
germes de la contagion et notamment :

1° Aux locaux, aux fumiers, litières, auges et ob-
jets divers qui ont pu être souillés par les animaux
atteints du rouget ;

2° Aux ruisseaux, rigoles et conduits servant à
l'écoulement des déjections liquides, aux fosses à
purin et aux lieux de dépôt des fumiers ;

3° Aux cours, enclos, herbages et pâturages où ont stationné les animaux malades ;

4° Aux véhicules qui ont servi au transport des malades ou de leurs cadavres et fumiers ;

5° Aux cadavres et à leurs débris.

Le meilleur agent pour détruire le germe de la maladie est le feu ; on devra s'en servir toutes les fois qu'il sera possible.

Le fumier extrait des étables sera arrosé avec un lait de chaux dans le cas de rouget bacillaire et avec la solution suivante dans le cas de pneumo-entérite infectieuse :

Eau.	100 parties.
Acide phénique. . .	4 —
Acide chlorhydrique	2 —

Le sol et les murs seront lavés à grande eau bouillante et arrosés ensuite avec l'un des désinfectants cités plus haut suivant la nature de l'affection.

Les cadavres et débris seront désinfectés et enfouis à une profondeur de 1 m 50.

Les personnes qui auraient été en contact avec les porcs affectés de l'une de ces maladies contagieuses, devront se nettoyer le plus minutieusement possible.

Vaccination pastorienne.

L'idée de vaccination ne date pas de nos jours. Depuis longtemps on avait essayé ce moyen contre diverses maladies. Mais, très souvent la maladie transmise avait été aussi grave que l'affection qu'on voulait prévenir et les opérateurs s'étaient arrêtés.

Jenner fit, il y a environ un siècle, une grande découverte, lorsque l'observation lui prouva que le virus de la vaccine de la vache, inoculée à l'homme, préservait ce dernier des atteintes de la variole.

Jenner et les autres auteurs ont reconnu que la vaccine n'est pas une maladie primitive de la vache et qu'elle procède d'une maladie du cheval qu'ils avaient désigné sous le nom de *grease*. Cette opinion n'était pas propre à Jenner, elle était populaire dans le canton de Glocester, où l'on savait que les vaches n'étaient atteintes du cowpox qu'autant que les vachers avaient des rapports avec les chevaux.

Plusieurs observateurs ont désigné sous différentes dénominations cette maladie du cheval ; les uns l'ont appelée *javart*, les autres *eaux-aux-jambes*, d'autres enfin *grease*. Il y a eu très souvent confusion ; l'affection en question qu'on appelle *hors-pox*, se distingue des javarts et des eaux-aux-jambes (maladies locales) par ses symptômes généraux et par la nature de ses éruptions qui indiquent un état pathologique général de l'organisme.

M. Le Roux, médecin-vétérinaire inspecteur à Brest, donne les explications suivantes du développement du *grease* : le liquide vaccinogène se trouve dans les sécrétions vaginales (lochies) de la jument après parturition ; ce liquide pénètre sous l'épiderme par les frottements réitérés des crins de la queue qui en sont imprégnés et détermine ainsi une phlegmasie de la peau des membres (phlegmasie que les uns ont appelée *javart, eaux-aux-jambes*, etc. — L'étalon en sentant les organes de la jument prend la maladie principalement aux lèvres et la communique à d'autres juments par la copulation. Le cheval malade lui-même en se mordant les membres postérieurs y provoque l'inflammation spécifique.

Eh bien, la vaccination inventée par M. Pasteur ressemble beaucoup à celle de Jenner. On communique à l'animal une maladie bénigne pour le préserver d'une maladie mortelle. Ces vaccinations diffèrent par les produits employés comme vaccin. M. Pasteur a fait du virus mortel son propre vaccin. Depuis longtemps l'observation avait prouvé que plusieurs maladies contagieuses ne récidivent pas, au moins d'un temps plus ou moins long.

Jusqu'à nos jours on ne connaissait pas la nature intime de ces affections contagieuses. Davaine découvrit, en 1850, dans le sang des animaux charbonneux, des petits corps filiformes ayant l'aspect de bâtonnets sous le microscope ; ce n'est qu'en 1877 que Pasteur et Toussaint, chacun de son côté, ont prouvé le rôle de ces bâtonnets qu'ils ont désigné sous le nom de bactéridies. Comment expliquer le développement du charbon dans les fermes à des époques plus ou moins éloignées les unes des autres; il aurait fallu que la bactéridie se conservât dans le sol. Or, peu de jours après la mort, la bactéridie disparaît.

Mais Pasteur et Toussaint ont trouvé le rôle des *spores* qui succèdent à la bactéridie et qui résistent à la putréfaction et aux agents ordinaires de la destruction.

La spore peut se conserver des années dans le sol sans perdre de sa vitalité et d'où elle est montée à la surface par les vers de terre surtout et par les insectes qui vont chercher leur nourriture dans l'humus formé au dépens des cadavres.

En 1880, M. Pasteur trouve le vaccin contre le choléra des poules (maladie due à un microbe découvert par Toussaint). A cette époque, M. Pasteur fit la communication suivante à l'Académie :

« Il me paraît superflu de signaler les principales
« conséquences des faits que je viens d'avoir l'honneur d'exposer devant l'Académie. Il en est deux
« cependant qu'il n'est peut être pas sans utilité de
« mentionner : c'est, d'une part, l'espoir d'obtenir
« des cultures artificielles de tous les virus ; de l'autre, une idée de rechercher des virus vaccins des
« maladies virulentes qui ont désolé à tant de reprises et désolent encore l'humanité, qui sont une des
« grandes plaies de l'agriculture, dans l'élevage des
« animaux domestiques. »

Depuis plusieurs années l'attention de M. Pasteur avait été attirée par M. Maucuer, vétérinaire à Bollène (Vaucluse), sur le rouget du porc.

Les études auxquelles se livrèrent Pasteur et Thuillier ne tardèrent pas à démontrer que le mal rouge était dû à un microbe ayant beaucoup d'analogie dans sa forme avec celui du choléra des poules (microbe en 8).

En 1882, ces expérimentateurs ayant constaté que les lapins et les pigeons mourraient aussi du rouget, essayèrent de se servir de ces organismes pour atténuer le virus du porc. Ils reconnurent que l'organisme du pigeon exaltait le virus du porc, tandis que ce virus s'atténuait par son passage dans l'organisme du lapin ; le vaccin était donc trouvé.

Plusieurs sociétés agricoles ou vétérinaires firent des essais de vaccination du rouget. Mais les résultats ne furent pas partout encourageant. Dans certaines localités l'opération réussissait à merveille alors que dans d'autres les sujets mourraient.

En 1884, M. Pasteur parvint à mieux équilibrer ses vaccins et les tentatives qui ont été faites depuis cette époque, dans différentes contrées, ont été satisfaisantes.

Pasteur et Thuillier étant parvenus à atténuer la virulence du microbe du rouget, ils ont pu obtenir des microbes d'espèces nouvelles dont la virulence va progressivement en diminuant.

Lorsqu'un animal a eu la maladie bénigne par suite de l'introduction sous la peau des microbes atténués dans leur virulence, il est réfractaire à l'infection mortelle. D'après Bouley, le microbe d'une maladie contagieuse quelconque s'empoisonne par ses propres *excreta*, ce qui expliquerait qu'au bout d'un certain temps il meure dans le sang même où il a d'abord pullulé activement et ce qui expliquerait aussi la non réceptivité ultérieure de ce sang pour ce même microbe.

Afin de ne pas communiquer au porc une maladie qui pourrait être grave chez quelques-uns, on fait deux inoculations préservatrices : à la première avec un virus très atténué (1er vaccin) et une seconde, 12 ou 15 jours plus tard, avec un microbe plus virulent (2e vaccin) qui tuerait un certain nombre de sujets s'ils n'étaient déjà en partie préservés par l'inoculation précédente.

Le liquide vaccinal est envoyé à destination ou à la gare la plus rapprochée dans des tubes renfermant pour 25, 50 et 100 porcs. Ils portent l'étiquette, 1er vaccin, 2e vaccin. On vaccine avec une seringue Pravaz, d'abord à la cuisse droite, puis 12 ou 15 jours après on pratique la même opération sur la cuisse gauche avec le 2e vaccin.

Autant que possible, il faut innoculer les porcs avant la fin du 4e mois.

Le vaccin ne préserve pas les sujets en puissance du mal ; il hâte même la mort de certains d'entr'eux.

Il faut donc pratiquer la vaccination aux époques pendant lesquelles le rouget ne sévit pas.

La durée de l'immunité étant d'un an et même uu peu plus, on devra vacciner les truies portières tous les ans.

Herbet, pour le comice agricole de La Réole (1884) a eu de beaux succès.

M. Revel, vétérinaire départemental de l'Aveyron, a fait de très nombreuses vaccinations le 10 janvier 1885 et, dans le courant de la même année, il a vacciné 587 porcelets appartenant à 77 propriétaires de 16 communes différentes.

Ce vétérinaire dit avoir obtenu des résultats magnifiques de la pratique de la vaccination et il conclut que les porcs de race améliorée, c'est-à-dire contenant plus ou moins de sang anglais, ne sont pas plus sensibles aux vaccins que ceux de race commune ; de même en ce qui concerne l'âge, Revel prétend qu'on peut vacciner utilement les porcs depuis l'âge de un mois et demi jusqu'à 7 ou 8 mois.

Pendant l'épidémie qui a sévi dans le Finistère en 1892 et 1893, nous avons acheté :

1° 16 porcelets de 2 mois, race indigène, que nous avons vaccinés suivant les prescriptions pastoriennes. Ces porcelets ont été souffrants, mais ils ont résisté; nous lesavons mis ensuite dans la même porcherie qu'un porc affecte du rouget et acheté deux jours auparavant par le sieur Cognard, meunier à Landré-varzec; ces animaux sont restés en excellent état de santé;

2° 4 porcelets de 3 mois (races croisées) ont été vaccinés le 10 et le 23 novembre 1892; un de ces animaux a eu un abcès énorme à la cuisse, dans la région vaccinée. Cet abcès ponctionné au fer rouge a guéri en 10 jours et les deux porcs (que nous avons vus depuis cette époque) sont en excellent état de santé;

3° Le 25 novembre et le 8 décembre, nous avons vacciné 4 craonnais de 4 mois; ces animaux ont été revendus pour aller dans une ferme où il était mort 22 porcs du rouget. Voilà 6 mois depuis cette livraison et les dits vaccinés vont bien;

4° Enfin, le 20 décembre 1892, nous avons vacciné un porc de 8 mois qui avait la jambe fracturée et qui était ladre au dernier degré; ce porc est mort 3 heures après la deuxième vaccination faite le 29 décembre.

Le rouget disparaîtra le jour où la vaccination pastorienne se généralisera et quand les règlements de police sanitaire seront appliqués par tous les propriétaires.

Remarque. — Il est de la plus haute importance de distinguer le rouget bacillaire (le vrai rouget) de la pneumo-entérite infectieuse ; celle-ci ne peut se combattre par les vaccinations ; c'est ce qui explique certainement les insuccès de beaucoup de praticiens ayant dû vacciner des animaux qui en étaient atteints.

Pour combattre la pneumo-entérite, il faut se conformer aux prescriptions hygiéniques et aux mesures de police sanitaire édictées dans cet opuscule, tout en appliquant un traitement curatif (vomitifs et calomel). Nous sommes certains d'avoir contribué à la guérison de plus de trois mille porcs (en 1892 et 1893) affectés de la pneumo-entérite.

L'agent pathogène de la pneumo-entérite est plus subtil que celui du rouget, aussi est-elle extrêmement contagieuse. Les porcs conduits en troupeaux, les réunions dans les foires et marchés, la malpropreté proverbiale des cochons, la négligence surtout des personnes qui les soignent, sont des causes très actives de la propagation du mal. On peut dire que dans les 3/5 des cas, le véhicule disséminateur du contage est l'eau.

Dans toutes les fermes en général on ne tient pas suffisamment compte de la question de l'air et de celle des eaux qui sont les réceptacles de millions de germes malfaisants.

Il est de la plus haute importance d'avoir des logements très aérés et disposés de façon à permettre une ventilation active.

Il n'est pas moins important de se servir toujours

d'eaux limpides, exemptes de matières organiques ; malheureusement les sources et les puits sont très souvent entourés de fumiers et de matières en décomposition qui recèlent les microbes de la fièvre typhoïde ou d'autres microbes plus ou moins dangereux qui pénètrent dans les eaux par infiltrations.

J.-R. CORNIC,

MÉDECIN-VÉTÉRINAIRE.